LETTRE

A Monsieur le Président

DE LA

SOCIÉTÉ IMPÉRIALE DE MÉDECINE DE MARSEILLE

EN RÉPONSE

AU RAPPORT

SUR LA

BROCHURE DU DOCTEUR CHARGÉ

INTITULEE

L'HOMŒOPATHIE ET SES DÉTRACTEURS

PAR LES DOCTEURS

SOLLIER, RAMPAL ET GILLET.

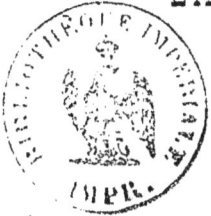

MARSEILLE,

TYPOGRAPHIE ET LITHOGRAPHIE ARNAUD ET COMPAGNIE,
CANEBIÈRE, 10.

1855

LETTRE

A Monsieur le Président

DE LA

SOCIÉTÉ IMPÉRIALE DE MÉDECINE DE MARSEILLE.

————❧◆◆◆❧————

Monsieur le Président,

En apprenant que la Société Impériale de Médecine venait de confier à une Commission prise dans son sein le soin d'*examiner* la brochure de notre confrère, le docteur Chargé, intitulée : *L'Homœopathie et ses détracteurs*, nous avions espéré un moment que, fidèle au but de son institution, qui lui prescrit « d'accueillir les nouvelles découvertes, de faire » et répéter les expériences qui peuvent tendre à les confir- » mer, à leur servir de développement, ou à les infirmer si » elles n'étaient qu'illusoires (*) » ; nous avions espéré, disons-nous, que la Société Impériale de Médecine s'empres- serait d'élargir les débats, et écarterait avec soin toute ques- tion de personnes pour ne s'occuper que de la question de

---

(*) Règlement de la Société, page 1.

doctrine, la seule qui soit véritablement digne d'elle, autant
par son importance que par les résultats immenses qu'elle
pouvait avoir.

Quelle illusion était la nôtre! et combien notre attente a
été promptement déçue!

Le rapport sur le travail de notre confrère vient de paraître.
Nous le disons avec un profond regret, ce rapport ne sort pas
de l'ornière battue depuis plus de vingt ans. Au lieu d'imiter
de fâcheux précédents, de se traîner péniblement sur les bri-
sées des autres, la Société se devait à elle-même, elle devait à sa vieille réputation de sagesse, d'imprimer à son
œuvre, à défaut d'autre mérite, un caractère scientifique
dont elle est tout à fait dépourvue.

Quod licet bovi non licet Jovi.

Que trouve-t-on, en effet, dans ce rapport? Dédains affec-
tés, phrases prétentieuses, déclamations vagues; assertions
erronées, inculpations sans fondements, démentis sans
preuves à l'appui, injures grossières, railleries déplacées dans
un sujet aussi grave : on y trouve de tout, hormis de la science.
On dirait une nouvelle édition de cette foule de pamphlets,
bluettes d'un jour, que certains esprits aventureux, avides de
renommée, se donnent la mesquine satisfaction de commettre,
de temps à autre, contre une doctrine dont ils ignorent les
premiers éléments; ce qui, bien entendu, ne les empêche
pas de la condamner en dernier ressort, en vertu de leur haute
science et pleine puissance.

La pensée qui a dicté le rapport que nous avons sous les
yeux éclate dès la première page; car, avant la nomination de
la Commission dont il émane, par conséquent avant l'examen
qu'elle avait mission de faire de la brochure de notre confrère, ces Messieurs étaient déjà « convaincus que ce travail

» renfermait des erreurs nombreuses, et que des faits relatifs
» à la Société y étaient présentés sous une forme capable de
» porter atteinte à l'honorabilité de ses membres. » Ces mots
renfermaient toute une condamnation ; elle ne s'est pas fait
attendre, la Société étant à la fois juge et partie dans sa
propre cause.

Examinons rapidement ce rapport.

§ Ier.

Dans une lettre confidentielle, qui a reçu une publicité à
laquelle elle n'était pas destinée, le docteur Chargé ayant
relaté les succès que l'homœopathie venait d'obtenir de nouveau dans le traitement du choléra, pendant la dernière épi-
démie, son affirmation fut accueillie aussitôt par un démenti
que, pour rester parlementaires, nous nous bornerons à
qualifier d'*impoli*. Or, ces faits étaient de notoriété publique ;
dès lors, quoi de plus naturel que de rapporter les attesta-
tions de témoins oculaires dont l'honorabilité ne saurait être
contestée ? Mais ces témoignages sont d'autant plus importuns
qu'ils sont plus nombreux. Vite, la Société de Médecine
s'efforce de les annihiler en criant à la réclame ! « On dirait
« la quatrième page d'un journal politique, » disent les ha-
biles, et les autres d'applaudir !

Le docteur Chargé a si peu voulu faire de la réclame, que
nous déplorons, au contraire, qu'il n'ait pas tout dit. Nous
avons vu entre ses mains une pièce *édifiante* et qui explique-
rait à elle seule l'origine de tous ces débats. C'est une lettre
échappée à la colère du médecin qui l'a précédé au *Refuge*.
Qu'on la lise, à côté surtout des explications auxquelles elle
a la prétention de répondre, et tout homme impartial com-

prendra pourquoi nous regrettons que notre confrère , par un sentiment de délicatesse dont on ne lui a pas tenu compte , se soit refusé à la publier.

§ II.

A une attaque personnelle il fallait forcément opposer des faits personnels, ce qui entraîne toujours quelques longueurs, attendu que, s'il suffit d'un mot pour établir une erreur, il faut souvent des pages pour la réfuter. Nouveau sujet de critique. Cinquante pages, dit-on, sont consacrées à la science, tandis que deux cents ne parlent que des succès de l'auteur. Aveu précieux! On reconnaît donc que notre confrère, tout préoccupé qu'il devait être du soin de sa défense, a trouvé cependant moyen de faire de la science dans une partie assez notable de son travail ; c'est quelque chose. D'où vient que le rapport, qui contient dix pages de critiques injustes, ne renferme pas une seule phrase qui ait trait à la science? De la part d'une réunion savante , on était en droit de s'attendre à mieux que cela !

§ III.

Non , le rapport ne renferme rien qui , de près ou de loin, ait trait à la science. Nous croirions blasphémer en accordant un caractère scientifique à quelques paroles ironiques à propos des spécifiques : « Sont-ils nombreux, se demande-t-on , le » sourire sur les lèvres, et en connaissez-vous beaucoup? » Hélas ! ils ne sont que trop faciles à compter, et combien » nous serions heureux s'il en était autrement? » Oui , à votre point de vue, cela est vrai ; l'allopathie ne compte guère que

deux spécifiques, et encore....! Enfin, va pour ces deux spécifiques. Mais d'où lui viennent-ils, s'il vous plaît? Est-ce à
force de recherches, d'expérimentation, qu'elle les a trouvés?
Oh! mon Dieu, non; l'un, le *quinquina*, l'allopathie le tient
des sauvages de l'Amérique du Sud ; l'autre, le *mercure*, lui
a été fourni par Paracelse, esprit supérieur, fou sublime, à qui
ils prodiguent charitablement l'épithète de *charlatan*, ré-
compense ordinaire des hommes de progrès, à qui la médio-
crité impuissante ne saurait pardonner le tort d'avoir devancé
leur siècle. Eh bien! ces deux spécifiques, dont nos contradicteurs se montrent si fiers (il y a bien de quoi, vraiment!)
aujourd'hui encore il les emploient empiriquement, à la ma-
nière des bonnes femmes, des gardes-malades, car ils ignorent
complètement leur véritable mode d'action, et si on les pressait
un peu sur ce sujet, ils en seraient réduits tout juste à la réponse que Molière met dans la bouche de son malade imagi-
naire, à propos des vertus soporifiques de l'opium :

> Quia est in eo
> Virtus dormitiva, etc.

§ IV.

Vous seriez heureux, dites-vous, de posséder un plus
grand nombre de spécifiques. Ce désir, il dépend de vous de
le satisfaire ; la doctrine homœopathique est là qui, depuis
vingt ans, vous tend la main; elle vous en offre tout d'un coup
plus de deux cents. Il est vrai que pour arriver à en faire un
emploi avantageux, il faut, au préalable, se donner la peine
de les étudier, attendu que chacun d'eux est approprié, non
à l'appellation nominale d'une maladie quelconque, ainsi que
vous le supposez mal à propos, mais à telle ou telle modifi-

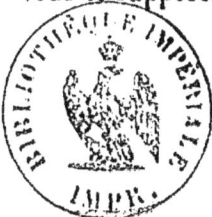

cation de l'organisme qui nous est devoilée par l'ensemble de *tous* les symptômes morbides. Cette étude est fort pénible, cela est vrai ; elle demande qu'on lui consacre beaucoup de temps et de travail, d'accord ; il y a loin de là à prescrire, en courant, des sangsues ou de la limonade ; vous en savez bien quelque chose, quoique vous en disiez ; ou si quelques-uns parmi vous l'ignorent encore, ce dont nous doutons fort, et pour cause, nous leur dirons, pour leur édification, qu'à côté d'eux, plus d'un confrère ne craint pas, dans l'occasion, de nous confier sa santé et celle de ses proches. Ces confrères ont foi en l'homœopathie, c'est évident. Eh bien! lorsqu'il nous arrive de leur reprocher de ne pas la mettre en pratique auprès de leurs clients, ils nous répondent invariablement : *C'est trop difficile!* Venez donc nous soutenir, après cela, que « l'homœopathie est une médecine facile en théorie, commode » et agréable dans la pratique, et que les sciences médicales » tout entières sont réduites à deux colonnes d'un tableau » synoptique indiquant les symptômes et les remèdes. » Ah ! si la doctrine homœopathique était aussi facile à apprendre et à pratiquer, que vous voulez le faire accroire, vous tous qui, aujourd'hui, êtes nos adversaires, depuis longtemps vous marcheriez à nos côtés, vous auriez arboré notre drapeau !

Et ce sont ces mêmes hommes qui osent nous jeter à la face les mots outrageants de *calcul* et d'*industrialisme*, au risque de nous pousser à de faciles récriminations!!!

§ V.

Le rapport accuse le docteur Chargé d'avoir prétendu que Hippocrate, Huféland, Lordat, Bretonneau, Trousseau et Pidoux, sont des homœopathes. Ceci est tout bonnement une

contre-vérité à l'usage des simples ; notre confrère a trop
d'esprit pour avoir avancé une semblable niaiserie. Ce qu'il
a dit, ce que nous nous plaisons à répéter avec lui, c'est que
ces auteurs ont rendu, bon gré, malgré, hommage au prin-
cipe homœopathique, voilà tout. Pour ne parler ici que du
seul Hippocrate, dont nos adversaires se disent si complai-
samment les disciples, tout en se conformant fort peu à ses
leçons ; Hippocrate, qui semble avoir tout pressenti, s'il n'a
n'a pas tout connu, n'a-t-il pas dit quelque part : *morbi ple-
rique his ipsis curantur a quibus etiam nascuntur?* Et, ailleurs :
Per similia adhibita ex morbo sanatur ? Ailleurs encore.
Vomitus vomitu curatur ? Hippocrate rapporte, dans ses écrits,
un seul cas de choléra ; et ce choléra, avec quoi l'a-t-il guéri ?
au moyen du *veratrum.* Or, est-ce d'après la loi des contraires
que le père de la médecine a été conduit à administrer ce mé-
dicament, ou plutôt n'est-ce pas une application judicieuse
de l'aphorisme précité : *vomitus vomitu curatur,* qui contient
en germe la loi homœopathique ? Nos adversaires savent cer-
tainement quelque chose de ce que nous prenons bénévole-
ment la peine de leur rappeler ici : nous le leur avons dit si
souvent ! S'ils feignent de l'ignorer, c'est qu'ils espèrent ren-
contrer des personnes assez crédules pour les croire sur
parole.

§ VI.

Il est bien démontré que le docteur Chargé est demeuré
totalement étranger à l'institution de l'ambulance des Ponts-
et-chaussées, dont la direction médicale était principalement
confiée au docteur Gillet. Ceci, une fois établi, la loyauté
commandait à nos adversaires de reconnaître avec franchise

que, sur ce point, au moins, ils avaient été induits en erreur.
Bah! de la loyauté, de la franchise envers un médecin homœopathe! allons donc! Est-ce qu'on s'en soucie le moins du
monde? Et puis, Basile n'a-t-il pas dit : Calomniez, calomniez, il en reste toujours quelque chose!

D'ailleurs, c'est là l'occasion de nouveaux griefs, et on y
tient énormément. L'auteur, dit-on, aurait dû appeler l'un
de ses adversaires à visiter cette ambulance (à laquelle on sait
pourtant qu'il était complètement étranger), alors qu'elle renfermait des cholériques. (Dans quel but? Ces Messieurs auraient infailliblement fait la sourde oreille, ainsi qu'ils en ont
contracté la louable habitude, depuis tantôt quinze ans,
chaque fois que nous avons eu la bonhommie de les inviter à
suivre les traitements de nos dispensaires, pour se convaincre
de visu des résultats obtenus). C'était le moyen assuré d'opé-
rer des conversions. (Aux rares confrères, désireux de s'éclairer, qui viendront à nous franchement, sans arrière-pensée,
sans parti pris, nous nous efforcerons toujours d'applanir,
autant qu'il sera en nous, les difficultés inséparables de la
pratique; quant aux autres, et c'est, hélas! l'immense majo-
rité, qui ont des yeux pour ne pas voir, des oreilles pour ne
pas entendre, que nous importe leur conversion? C'est une
affaire à régler entre eux et leurs clients). Mais le médecin
homœopathe ne rend publiques ses expérimentations que
lorsque ses sujets sont tous guéris. (Les médecins homœopathes agissent au grand jour, et publient les faits tels qu'ils
se sont passés. Aussi bien que d'autres, ils méritent d'être
crus sur parole).

§ VII.

« Le couvent des *Dames de Saint-Thomas*, dit le rapport

« (page 7), dont la population n'excédait pas, je crois, vingt
« personnes, n'a perdu que deux cholériques par le traite-
« ment de l'homœopathie, et celui du *Refuge* a été pré-
« servé du fléau par les globules prophylactiques; et là-
« dessus l'auteur entonne des chants d'allégresse ! Victoire,
« s'écrie-t-il, à la page 106, après la bataille je compte mes
« pertes : — zéro. — Je crie victoire, ai-je tort? Mais alors
« soyons justes, le couvent du *Saint-Sacrement*, renfermant
« cent personnes, n'a pas perdu un seul individu. Victoire !
« pour M. Beullac, son médecin, etc., etc. »

Halte-là, s'il vous plait, vous faites ici à plaisir une confu-
sion fort commode, sans doute, mais contre laquelle nous
devons protester. Votre comparaison cloche; elle est vicieuse,
et partant ne saurait avoir aucune valeur auprès des personnes qui se donnent la peine de réfléchir. Pour être en droit
de crier victoire, il faut de toute nécessité avoir livré une
bataille quelconque. La lutte a été vive au couvent des *Dames
de Saint-Thomas*, vous êtes forcés d'en convenir, et pour être
justes, vous auriez dû ajouter que si le traitement homœopa-
tique a perdu deux cholériques « sur une population qui
n'excédait pas vingt personnes », il a, par compensation,
obtenu onze guérisons, tandis que le traitement allopathique
a perdu quatre malades et n'en a guéri aucun ; cela, ce nous
semble, valait bien la peine d'être constaté. La lutte a eu lieu
aussi, quoique plus faiblement, à celui du *Refuge* ; vous ne
pouvez dire le contraire. Quant au couvent du *Saint-Sacrement*, que vous donnez comme terme de comparaison, il n'y
a pas eu de malades, partant pas de lutte possible, et çà été
bien heureux! car on nous assure que si, malheureusement, le
choléra y avait livré bataille, on eût envain cherché le com-
battant que vous désignez.

§ VIII.

L'invidia medicorum n'a ni cœur ni entrailles pour oser, à tout propos, troubler la cendre des morts. Battus cent fois sur ce terrain, on revient sans-cesse à la charge; il y a toujours du Basile là-dessous! Notre confrère a traité et guéri dans les premiers mois de l'année 1853, un illustre personnage « réduit au marasme le plus absolu par une diarrhée « chronique qui depuis bien des mois rendait toute assimila- « tion des aliments impossibles, et qui avait résisté aux trai- « tements ordinaires dirigés par les sommités allopathiques « de Paris. »

Ce personnage a succombé, non pas quelques mois après, ainsi que l'avance faussement le rapport, mais au bout de dix-huit mois, à « une maladie organique du cœur, devant « laquelle, depuis longtemps, la science humaine avait dé- « claré son impuissance. » L'autopsie constate que le gros in- testin n'offrait pas de lésion appréciable, d'où nous nous croyons en droit de conclure à la guérison de l'affection chro- nique dont il avait été le siége, tandis que nos contradicteurs s'obstinent à ne voir là que la preuve d'une grossière erreur de diagnostic. Permis à eux de persister dans leur croyance, et à nous de leur faire observer que si notre confrère s'est trompé, ainsi qu'ils le prétendent, sur le *diagnostic*, les som- mités allopathiques de Paris s'étaient trompées avant lui sur le *traitement*.

§ IX

Nous voici enfin arrivés au grief principal, celui qui a été la cause ostensible, quelques-uns disent le prétexte du rap- port que nous examinons.

Après de nombreux et assez longs considérants, ce rapport, qui a été adopté par la Société, à l'unanimité, moins une voix, se termine par la résolution suivante :

« La Société Impériale de Médecine se borne à donner le
« démenti le plus formel et le plus complet aux assertions
« émises dans ce travail (celui du docteur Chargé), et relatives
« à sa conduite pendant le choléra de 1854. »

Un démenti pur et simple, c'est leste et commode ; mais malheureusement cela ne prouve rien ; il ne suffit pas de nier un fait pour qu'aussitôt ce fait ne soit pas. Placés vis-à-vis de pareils adversaires qui nous glissent prestement entre les doigts, et cherchent constamment à s'échapper par la tangente, toutes les fois que nous voulons les amener à une discussion un peu sérieuse, il nous faut presser l'argumentation. Nous demanderons donc à nos contradicteurs :

Est-il vrai, oui ou non, que la Société de Médecine de Lyon ait délégué, dans le temps, à la Société de Médecine de Marseille, le soin de faire une enquête sur les faits qu'avait avancés le docteur Chargé ?

Est-il vrai, oui ou non, que la Société de Médecine de Marseille, ainsi saisie, nomma une première Commission ; que cette Commission se rendit au couvent des *Dames de Saint-Thomas*, d'abord, ensuite à celui du *Refuge*, et que bientôt après elle se trouva forcément dissoute par la démission de la plupart de ses membres ?

Est-il vrai, oui ou nom, qu'une deuxième Commission fut alors nommée ; qu'elle ne s'est jamais réunie ; qu'elle n'a pu, par conséquent, se livrer à aucune enquête ; que le président de la Société désigna lui-même un rapporteur, ou plutôt un commissaire, puisqu'à lui tout seul il représentait la Commission ; que ce commissaire ne fit aucun usage des documents qu'avait réunis la première Commission (entr'autres la réponse du couvent de *Saint-Thomas*, la lettre de Mme la Supérieure du *Refuge*, et le tableau synoptique qui accompagnait cette lettre), *quoique* ou *parce que* ils étaient favorables au docteur Chargé ainsi qu'à la doctrine homœopathique, et que ces documents ne se retrouvent nulle part, pas même dans les archives de la Société, où ils auraient dû être déposés?

Est-il vrai, oui ou non, que le susdit Commissaire présenta à l'assentiment de la Société un projet de lettre qui fut renvoyé à son auteur, avec invitation d'y apporter les corrections indiquées dans la discussion; et qu'enfin dans la séance suivante ce projet de lettre fut définitivement accepté tel, à peu de chose près, qu'il avait été présenté une première fois?

Voila les faits tels qu'ils ont été établis et rapportés par notre confrère. Au lieu de se borner à leur donner un commode démenti, que nos adversaires le réfutent, s'ils le peuvent, catégoriquement, preuves en mains, sans ambages ni réticences.

§ X.

Avant de terminer, nous voulons faire remarquer avec quelle affectation le rapport appelle de docteur Chargé *le médecin homœopathe*. Ces Messieurs n'ignorent pourtant pas, mais ils feignent d'oublier que notre confrère n'est pas le seul médecin à Marseille qui pratique la médecine homœopathique; bien des fois, alors que nous faisions partie de la Société de Médecine, et que l'un de nous avait, à plusieurs reprises, l'honneur de la présider, nous avons eu l'occasion de faire connaître, en séance, nos convictions à ce sujet, et

— 15 —

nous pouvons même dire que nous en avons largement profité.
Pourquoi donc cette obstination à donner au docteur Chargé,
exclusivement à tout autre confrère, la qualification de *médecin homœopathe* par excellence? Pensent-ils ainsi rapetisser
la doctrine aux yeux du public, en lui faisant accroire que le
docteur Chargé est le seul à s'en occuper? on serait tenté
de le croire; mais le public ne s'y trompera pas, il sait à
quoi s'en tenir sur notre compte à tous. Serait-ce pure dé-
rision? Oh! les maladroits, qui ne pensent pas qu'en voulant
rabaisser un adversaire, leur haine aveugle lui élève un
magnifique piedestal, le grandit de vingt coudées!

Qui vult perdere, Jupiter dementat

C'est toujours une rude tâche, et souverainement ingrate,
que de perdre dans des discussions irritantes, un temps
précieux qui pourrait, selon nous, être beaucoup mieux
employé dans l'intérêt de tous. Si la Société Impériale de
Médecine est encore animée de cet esprit de tolérance, de
cet amour du progrès que nous lui avons connus dans des
temps meilleurs; si elle veut sérieusement être fixée, une
fois pour toutes, sur la valeur réelle d'une doctrine que, par
entraînement ou par tout autre motif, qu'il ne nous convient
pas de rechercher en ce moment, on a eu le tort grave de
repousser à *priori*, sans prendre la peine de la soumettre au
creuset de l'expérience, nous nous mettrons volontiers à sa
disposition. Dans ces *débats scientifiques* entre confrères qui
devraient s'estimer, s'éclairer mutuellement, au lieu de s'en-
tre-déchirer, la science et l'humanité n'auront qu'à gagner.
Mais s'il en était autrement, si la Société croyait devoir

persévérer dans la voie où on l'a imprudemment engagée; que l'on sache bien que la défense de nos principes nous trouvera constamment sur la brèche, et qu'avec l'aide de Dieu et de notre bon droit, nous ne laisserons aucune attaque sans réponse, quelque pénétrés que nous soyons de la vérité de ces paroles de Montfalcon, dont on n'a pas assez compris la portée :

« Toute polémique entre les médecins se fait toujours aux « dépens de la médecine ; le public se rit des deux parties, « et la dignité de l'art se perd. »

Agréez, etc.

Les Docteurs SOLLIER, RAMPAL, GILLET.

Marseille, le 5 Juillet 1855,   / 0

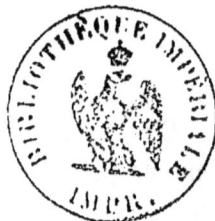

www.ingramcontent.com/pod-product-compliance
Lightning Source LLC
Chambersburg PA
CBHW050452210326
41520CB00019B/6185